Baby Shower

_____

_____

_____

_____

Name	Gift

Name | **Gift**

Name	Gift

Name | Gift

Name	Gift

Name	Gift

Name	Gift

Name	Gift

Name	Gift

www.ingramcontent.com/pod-product-compliance
Lightning Source LLC
Chambersburg PA
CBHW061749260326
41914CB00006B/1036